NOTICE

sur les

EAUX MINÉRALES

Ferrugineuses, Alcalines et Gazeuses

de

SOULTZBACH

HAUTE ALSACE. — VALLÉE DE MUNSTER

Utile dulci.

EXTRAIT D'UN RAPPORT ANALYTIQUE

DE

M. le Professeur JACQUEMIN

DOCTEUR ÈS SCIENCES
DIRECTEUR DE L'ÉCOLE SUPÉRIEURE DE PHARMACIE DE NANCY
MEMBRE CORRESPONDANT NATIONAL DE L'ACADÉMIE DE MÉDECINE

SUIVI DE

QUELQUES CONSIDÉRATIONS MÉDICALES

PAR

M. le Docteur A. BUBENDORF

EX-AIDE DE CLINIQUE ET LAURÉAT DE FACULTÉ

NANCY

IMPRIMERIE PAUL SORDOILLET

Rue Saint-Dizier, 51

1882

NOUVELLES SOURCES

D'EAUX MINÉRALES

FERRUGINEUSES, ALCALINES, GAZEUSES

ET

ÉTABLISSEMENT BALNÉAIRE

DE

SOULTZBACH

HAUTE ALSACE. — VALLÉE DE MUNSTER

Soultzbach, petite ville du Haut-Rhin, en Alsace, est située presqu'à l'entrée d'une charmante vallée qui porte son nom, à 14 kilomètres ouest de Colmar, à 6 kilomètres est de Munster et à dix minutes environ de la station de Wihr-au-Val (Weier-im-Thal).

La découverte de nouvelles sources ferrugineuses, alcalines, gazeuses à Soultzbach, a grandement profité à la science de l'hydrologie, ainsi qu'à la médecine dont elle a augmenté sérieusement les ressources et, par suite, à l'intérêt général.

L'importance chaque jour croissante de ces nouvelles sources et les travaux importants dont elles viennent d'être l'objet récemment, ont indiqué la nécessité d'une nouvelle analyse scientifique.

Ce soin délicat a été confié à un de nos chimistes les plus distingués, à M. le professeur *Jacquemin,* de Nancy.

M. Jacquemin, désireux d'apporter à son analyse toute la rigoureuse précision qui est le caractère de la science moderne et avant tout celui de l'esprit scientifique de notre éminent professeur, *s'est rendu lui-même aux sources de Soultzbach* pour y saisir l'acide carbonique, et pour doser le fer.

De l'analyse de M. Jacquemin, il ressort que les travaux de captage qu'ont fait exécuter MM. Schangel-Bobéricth ont amené dans la constitution de ces eaux des modifications essentiellement favorables et qui nous sont prouvées par l'étude comparée de l'analyse de ces mêmes eaux faites par M. Musculus en 1877 et de la nouvelle analyse faite en mai dernier par M. Jacquemin.

Le mémoire de M. Jacquemin, présenté à l'Académie de médecine dans la séance du 13 décembre 1881, a été l'objet d'un rapport de la part de M. Jules Lefort, le chimiste hydrominéralogiste si connu.

Nous voudrions faire connaître ici dans tous ses détails ce rapport si favorable, mais le grand développement qu'a cru devoir lui donner son auteur ne permet pas de le faire entrer dans le cadre restreint de cette petite brochure et va nous limiter à quelques extraits (1).

Laissons la parole à M. le professeur Jacquemin.

« L'analyse des sources du Château et de l'Appétit a été confiée en 1877 à M. Musculus, chimiste distingué, que ses travaux en chimie organique ont fait connaître depuis longtemps au monde savant. Les résultats obtenus par M. Musculus démontrent que les deux nouvelles sources pouvaient rivaliser avec les eaux similaires les plus renommées de France et d'Allemagne. MM. Schangel-Bobérieth, à la suite de cette analyse, bien qu'ayant fait apporter précédemment tous les soins qui leur paraissaient possibles au captage de ces sources, prirent la résolution de le revoir et s'appliquèrent à le perfectionner de telle façon que les infiltrations d'eaux douces fussent absolument écartées.

(1) Voir *Revue d'hydrologie,* mémoire sur les nouvelles sources ferrugineuses de Soultzbach, inséré au numéro de mars 1882.

» Les eaux des nouvelles sources sont reçues directement au sortir du sol rocheux dans de petites auges, en forme de cônes, construites en briques cimentées. Ces cônes sont à leur tour entourés par une grande enceinte en ciment, de 6 mètres|de profondeur, qui achève de rendre impossible toute infiltration d'eau douce.

» L'eau des deux auges coniques dont le mélange constitue la source du Château, monte par une même conduite et se rend dans un réservoir spécial en pierre, et celle de la source de l'Appétit dans un réservoir juxtaposé de même nature. Ces réservoirs sont fermés hermétiquement par une dalle, dont les joints sont lutés au mastic, de manière à éviter la déperdition de l'acide carbonique. Ils sont munis d'un robinet qui assure le service des buveurs pendant la saison et le remplissage des bouteilles en tout temps ; un trop plein déverse le surplus de l'eau dans le grand réservoir collecteur des sources d'eaux minérales pour les bains. Ces sources qui servent à l'alimentation de l'eau des bains sont au nombre de quatre, elles sont moins ferrugineuses et gazeuses.

» C'est après le perfectionnement apporté à ce captage, ainsi qu'à une parfaite obturation des réservoirs particuliers des deux principales sources, que j'ai entrepris l'analyse de ces mêmes eaux.

» Les différences légères, quant aux principes minéralisateurs, mais plus sensibles quant à l'acide carbonique, que l'on remarquera entre les résultats de mon honorable collègue Musculus et les miens, s'expliquent par le fait des travaux accomplis dans l'intervalle. Je me suis rendu aux sources de Soultzbach pour y saisir l'acide carbonique, fixer ce gaz à l'état de carbonate de baryte à l'aide du chlorure de baryum ammoniacal et le peser ensuite dans mon laboratoire, défalcation faite du sulfate de baryte. Le dosage du fer avec l'eau prélevée à la source même, présentant plus de garantie qu'avec une eau expédiée, j'ai tenu à opérer aussi sur place, afin d'obtenir des chiffres d'une entière certitude et par conséquent irrécusables.

» On n'a pas eu lieu de regretter cette minutie opératoire. »

SOURCE DU CHATEAU.

L'eau de la source du Château est gazeuse, d'une saveur franchement ferrugineuse ou atramentaire. Sa température est de 11°,5, son débit ne dépasse pas 600 litres dans les 24 heures. Le tableau suivant représente les principes minéraux suivants contenus dans un litre.

	1881 Jacquemin	1877 Musculus
Sulfate de potassium.	0.0848	0.02941
Id. de sodium	0.0098	0.05598
Chlorure de sodium.	0.0845	0.04049
Bicarbonates — de soude.	0.6370	0.47950
Bicarbonates — de lithine.	0.0038	0.00333
Bicarbonates — de chaux.	0.6258	0.59830
Bicarbonates — de magnésie . . .	0.2815	0.26600
Bicarbonates — de fer	0.0890	0.08462
Bicarbonates — de manganèse. . .	0.0052	0.00350
Arséniate de soude	0.0014	traces
Silice	0.0250	0.01805
Alumine.	0.0042	0.00306
Acides phosphorique, borique, stannique et matières organiques.	traces	traces
Total des matières salines. . .	1.8520	1.64410
Acide carbonique libre. . . .	1.593	1.146
Total des principes minéraux. .	3.445	2.790

SOURCE DE L'APPÉTIT.

L'eau de la source de l'Appétit est parfaitement limpide, gazeuse, d'une saveur aigrelette et piquante fort agréable. Sa température est aussi de 11°,5, son débit est de 800 litres dans les 24 heures. Elle renferme par litre les principes minéraux suivants :

	Jacquemin 1881	Musculus 1877
Sulfate de potassium.	0.094	0.0067
Id. de sodium.	0.010	0.0634
Chlorure de sodium.	0.144	0.0414
Bicarbonates. — de soude.	0.664	0.5540
— de lithine.	0.0027	0.0031
— de chaux	0.599	0.5861
— de magnésie. . . .	0.278	0.2518
— de fer.	0.0111	0.0103
— de manganèse . . .	0.0024	0.0032
Arséniate de soude.	0.0008	traces
Acide silicique	0.0326	0.0296
Alumine	0.044	0.0033
Acides phosphorique, borique, stannique et matières organiques	traces	traces
Total des matières salines . . .	1.843	1.5534
Acide carbonique libre.	1.653	1.4360
Total des principes minéraux. .	3.496	2.9894

CONSIDÉRATIONS TIRÉES DE L'ANALYSE.

En résumé, ces eaux minérales nouvelles, de même que l'ancienne source de Soultzbach, sont gazeuses, alcalines, lithinées, ferrugineuses, magnésiennes et *très légèrement arsenicales.*

Mais si tels sont les principes qui les mettent en évidence

et leur valent tant d'applications médicales, il est utile d'ajouter que la proportion de sulfate de potassium et de sodium, ainsi que de chlorure qu'elles contiennent, vient en aide à leur efficacité.

Si j'ai pu doser la silice qui figure dans l'une et l'autre source en notable quantité, je n'ai fait que constater la présence de l'acide phosphorique, de l'acide borique et de l'acide stannique, parce que ces corps n'existent qu'en poids fractionnaire du milligramme. L'acide silicique possède, affirme-t-on, la propriété de favoriser l'élimination de l'acide urique, l'acide borique jouit de la même réputation, l'acide phosphorique et stannique sont des reconstituants ; ces principes ne sont donc pas indifférents et contribuent pour leur part dans quelque mesure, dont il faut tenir compte, tant à l'action générale qu'à certains effets particuliers de ces eaux salutaires.

Parmi les principes dominants, l'acide carbonique, l'un des plus importants et le plus abondant, y figure sous trois états comme dans toutes les sources similaires : à l'état de combinaison avec les bases pour former des carbonates neutres, à moitié combiné et enfin à l'état libre.

La nature a bien doté sous ce rapport les deux nouvelles sources, puisque *celle du Château* renferme par litre :

Acide carbonique combiné	0.446
A moitié combiné.	0.446
Acide carbonique libre . .	1.593
Total.	2.485

Et la *source de l'Appétit :*

Acide carbonique combiné	0.424
A moitié combiné.	0.424
Acide carbonique libre . .	1.653
Total.	2.501

La richesse de ces eaux minérales en bicarbonates alcalins, alcalino-terreuse et autres est très favorable, puisque par litre, la *source du Château* contient 1.642 de bicarbonates, dont :

0.642 Bicarbonate soude et lithine,
0.907 Bicarbonate de magnésie et de chaux,
0.094 Bicarbonate de fer et de manganèse.

Il résulte de cette comparaison que la *source de l'Appétit*, sensiblement aussi lithinée que celle *du Château*, est plus alcaline, un peu moins alcalino-terreuse que celle du Château, et surtout très peu ferrugineuse, ce qui dans bien des cas la fera préférer par le médecin.

La *source du Château* est au contraire une source essentiellement ferrugineuse, et sous ce rapport elle tient le rang le plus élevé parmi toutes les sources ferrugineuses des Vosges et de la Forêt-Noire, en écartant de la comparaison la source Wenzel du Rippoldsau, trop ferrugineuse pour l'usage habituel.

Le tableau suivant indique l'ordre d'importance des sources ferrugineuses :

	Bicarbonate de fer.
Soultzbach (source du Château)	0.089
Griesbach (Trinkquelle)	0.078
Rippoldsau (source Léopold)	0.059
(source de Joseph)	0.051
Antogast (Trinkquelle)	0.046
Pétersthal (source de Pierre).	0.046
(source de Sophie).	0.041
Soultzbach (anc^ne source Gontzenbach).	0.032
Bussang (source des demoiselles)	0.029
(source de la Salmade) . .	0.027
(source Marie)	0.018
Soultzbach (source de l'Appétit).	0.011

Si l'on songe que les eaux ferrugineuses de la Forêt-Noire sont acidules, calcaires, tandis que celles de Soultzbach sont acidules sodiques, on conviendra que cette petite ville alsacienne avec ses *sources du Château et de l'Appétit* est une station hydrominérale des plus recommandables par les avantages si considérables qu'elle offre à l'art de guérir.

Soultzbach tient encore le premier rang lorsqu'on compare sa riche nature et ses sites admirables aux vallons étroits où vont s'engouffrer les malades qui fréquentent Griesbach, Rippoldsau ou Pétersthal, et d'où, comme l'écrivait le professeur Kirschleger en 1848, « la vue ne s'étend que sur des bruyères stériles ou sur d'immenses et tristes forêts de sapins. »

Nancy, le 31 juillet 1881.

JACQUEMIN.

Si nous comparons enfin les résultats fournis par l'analyse de M. le professeur Jacquemin avec ceux donnés par le travail de M. Musculus, nous trouvons pour l'acide carbonique et pour le fer, les deux éléments fondamentaux, ce qui suit :

	Source du Château.		Source de l'Appétit.	
	Musculus.	Jacquemin.	Musculus.	Jacquemin.
Acide carbonique...	1.146	2.485	1.436	2.501
Bicarbonate de fer..	0.084	0.089	0.010	0.011

Tels sont les résultats si favorables obtenus depuis les derniers travaux de captage et que nous montre d'une façon palpable le tableau ci-dessus.

CONSIDÉRATIONS MÉDICALES.

Un des plus grands médecins, Boerhaave, a dit :

« In ferro est aliquid divinum, sed nunquam præparata ejus artificialia id operantur, quod acidulæ martiales. » Il y a dans le fer quelque chose de divin, mais jamais les préparations martiales artificielles ne produisent l'effet des eaux ferrugineuses acidulées.

Il serait naïf de croire, en effet, que le fer, sous quelque forme qu'on le présente à l'organisme, soit capable d'entrer en constitution avec le sang et de devenir partie intégrante du globule sanguin. Ce serait se faire une opinion erronée des lois physiologiques qui président aux actes intimes de la nutrition. L'organisme est plus délicat dans son choix, auquel il veut que la nature préside elle-même.

Nous trouvons dans l'eau ferrugineuse du fer naturellement dissout, du fer qui, après des modifications lentes et successives, est entré en combinaison assimilable, capable d'être accepté par l'organisme. On ne fait pas chimiquement de l'eau ferrugineuse assimilable, pas plus qu'on ne fait chimiquement de l'eau potable. Il est une force occulte, une vie qui préside à tout ce travail. Nous croyons donc pouvoir affirmer sans crainte d'être démenti, que la seule vraie voie d'introduction artificielle de fer dans l'économie s'opère par les eaux ferrugineuses.

La vertu thérapeutique d'une eau ferrugineuse doit être une conséquence naturelle de sa composition chimique. Or, *la source du Château*, avons-nous vu, tient par la quantité de fer dissout, le *premier rang* parmi les eaux ferrugineuses des Vosges et de la Forêt-Noire, d'où il doit découler, nécessairement, que comme qualité thérapeutique, elle doit venir en première ligne parmi ces mêmes eaux.

Inutile de parler du rôle important que le fer joue dans l'économie et quelle immense part lui revient dans la constitution régulière du liquide sanguin, partant dans le fonctionnement normal de toute la machine humaine. Il est même certains physiologistes qui, surpris de ce grand rôle, vont jusqu'à prétendre que c'est le fer qui suscite la formation du globule, en un mot, que pour faire du sang, il faut d'abord du fer.

Le *fer* modifie le *liquide sanguin comme quantité et comme qualité,* deux conditions qui manquent également de nos jours et d'une façon presque générale.

Il serait presque fastidieux de dresser la liste de toutes les affections qui sont une conséquence plus ou moins prochaine de ces causes primitives.

La *chloro-anémie,* cette maladie banale, à force d'être commune, figure en tête de la liste ; viennent ensuite la *scrofulose* et la *tuberculose* (maladie des poitrinaires), deux affections sœurs et toutes deux issues, d'une façon plus ou moins éloignée, de la chloro-anémie. Si le fer ne pouvait

prévenir que ces deux affections, il mériterait à juste titre
l'épithète de divin que lui donnait Boerhaave.

Mais que d'affections gastriques (catarrhe stomachal, dys-
pepsies, gastralgies), que d'affections intestinales ont également leur source dans cette même pénurie sanguine.

Et le *système nerveux*, peut-être plus que tout autre, se
ressent de ce manque de sang. Si le fer a si souvent guéri
des hystériques, c'est qu'il a souvent rendu du sang à un
sytème nerveux épuisé, il en a très souvent fait de même à
l'égard de certains hypochondriaques et des nerveux de tout
genre.

Les eaux de la *source du Château* sont également souve-
raines dans les *palpitations*, les *essoufflements*, l'*aménor-
rhée* (suppression des règles), la *dysménorrhée* (menstrua-
tion difficile et douloureuse), la *leucorrhée* (pertes blanches),
tous accidents très fréquents chez les chloro-anémiques.

La stérilité dépendant d'un état atonique du système utérin
a été guérie par l'action tonique et excitante de ces eaux sur
l'appareil reproducteur.

Nous en avons des exemples authentiques.

Le fer est également un remède auxiliaire très efficace
du traitement spécial des *dermatoses* (maladie de la peau)
et de la *syphilis,* alors surtout que ces maladies, de con-
cert avec des traitements prolongés, ont miné la constitution. M. le docteur Rohmer (1) nous rapporte qu'un homme
atteint depuis 20 ans de syphilis et depuis 5 ans d'une carie
spécifique du sternum, a vu, en quatre mois, son affection
osseuse complètement guérie.

Les deux sources du *Château* et de l'*Appétit*, différentes
au point de vue chimique, le sont également au point de
vue thérapeutique. Si nous recommandons les eaux du
Château dans les affections qui précèdent, celles de l'*Appétit*, moins ferrugineuses, seront préférées pour les chloro-
anémiques avec antécédents tuberculeux, pour les personnes
prédisposées aux congestions actives du poumon, des vais-

____

(1) *Notice sur les nouvelles sources minérales de Soultzbach,* par le
docteur Rohmer, 1878.

seaux hémorroïdaires, etc., pour les personnes à estomac fatigué et digérant péniblement des eaux riches en fer.

La richesse de la source de l'Appétit en acide carbonique la rend d'un goût très agréable, analogue à celle de Soultz-matt et permet de l'employer heureusement comme eau de table.

La notable quantité de sels alcalins que renferme cette même source la rend très efficace dans les *engorgements du foie, dans la goutte, la gravelle et les calculs urinaires,* etc.

Quant au mode même d'administration de ces eaux et aux prescriptions à observer dans le courant du traitement, ils sont rigoureusement indiqués à chaque malade, au moment de son arrivée, par le médecin attaché à l'Établissement.

La famille Schangel-Bobérieth, propriétaires du Château seigneurial, après avoir restauré l'antique demeure des Schauenburg et l'avoir transformée en un hôtel confortable pourvu de nombreux appartements, de salon de réunion et d'un vaste jardin d'agrément, y a établi des cabinets de bains qui peuvent soutenir la comparaison avec les meilleures installations de ce genre.

Aux personnes désireuses de suivre chez elles un traitement par les eaux ferrugineuses, la maison Schangel-Bobérieth se charge de leur expédier, à toute époque, l'eau par caisse de 30 et 50 bouteilles.

La forte proportion d'acide carbonique que renferme ces eaux permet une dissolution parfaite et durable du fer.

Les bouteilles du nouvel Établissement sont d'un verre rouge foncé avec étiquette blanche, cachet S. B.

La source de l'Appétit diffère par une étiquette rose (cachet S. B.).

On se rend à Soultzbach par la voie ferrée de Colmar à Munster ; Vihr-au-Val (Weier-im-Thal) est la station qui dessert Soultzbach-les-Bains.

Prix de la bouteille................... 0 fr.   c.
On reprend la bouteille vice à....... 0 fr.   c.

En dépôt chez M.